L'OPÉRATION

DE

TRENDELENBURG

(TRAITEMENT DES ULCÈRES VARIQUEUX

PAR LA RÉSECTION DE LA SAPHÈNE)

PAR

Le Dr Amédée COUDERC

DE L'UNIVERSITÉ DE PARIS

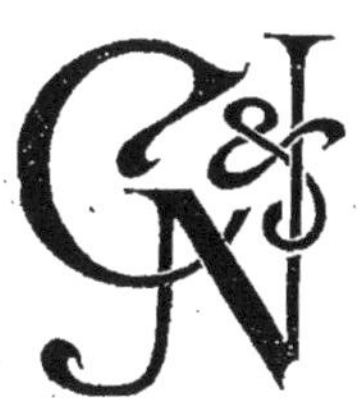

PARIS

GEORGES CARRÉ ET C. NAUD, ÉDITEURS

3, RUE RACINE, 3

—

1898

L'OPÉRATION

DE

TRENDELENBURG

(TRAITEMENT DES ULCÈRES VARIQUEUX PAR LA RÉSECTION DE LA SAPHÈNE)

PAR

Le Dr Amédée COUDERC

DE L'UNIVERSITÉ DE PARIS

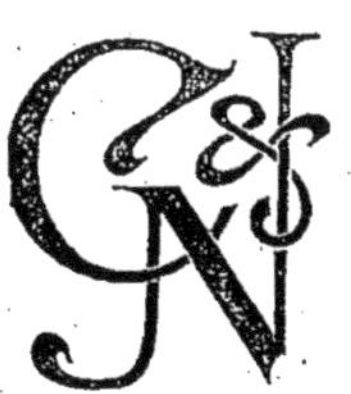

PARIS

GEORGES CARRÉ ET C. NAUD, ÉDITEURS

3, RUE RACINE, 3

—

1898

AVANT-PROPOS

L'idée de ce travail nous a été suggérée par notre excellent et distingué ami, le Dr André Lapointe. Nous avons d'ailleurs largement usé des sages conseils qu'une pratique hospitalière déjà longue le mettait en mesure de nous prodiguer : il ne nous les a pas ménagés et nous sommes heureux de pouvoir lui en exprimer ici notre très vive gratitude.

M. le Dr Lejars, professeur agrégé, dans le service duquel nous avons eu l'honneur de passer plus d'une année, nous a initié à la pratique de l'antisepsie, à la science ardue du diagnostic, à la compréhension des grandes opérations chirurgicales... Nous tenons à lui en témoigner notre profonde reconnaissance, à le remercier de l'intérêt affectueux qu'il nous a porté pendant notre passage dans son service et qu'il a bien voulu nous continuer depuis.

Nous tenons aussi à remercier de leur enseignement nos autres maîtres des hôpitaux, qui nous ont accueilli avec bienveillance dans leur service. En chirurgie : MM. Peyrot, Le Dentu, Polaillon. — En médecine : MM. Potain, Landouzy, Rendu, Gingeot, Dreyfus-Brissac, Gouguenheim.

M. le Dr RECLUS nous a autorisé à nous servir des documents recueillis dans son service : nous lui en exprimons toute notre reconnaissance.

Enfin nous prions M. le Pr TILLAUX d'agréer nos remercîments pour l'honneur qu'il nous a fait en acceptant la présidence de notre thèse.

INTRODUCTION

La multiplicité des traitements dirigés contre l'ulcère variqueux du membre inférieur prouve suffisamment leur peu d'efficacité. Parmi les traitements locaux les plus en vogue, nous citerons la compression par le diachylon ou mieux par la bande élastique, moyen préconisé par Baynton en Angleterre et importé en France par Roux en 1874. Un chirurgien américain, H. Martin, avait par ce procédé obtenu des résultats excellents. En deuxième ligne viennent les topiques dont le nombre est considérable et qui tous, ou à peu près, rentrent dans la classe des antiseptiques : vin aromatique, solution de sulfate de cuivre au 1/100, de permanganate de potasse, liqueur de Labarraque, eau chlorée…, etc. Parmi les poudres : le sous-nitrate de bismuth, l'oxyde de zinc. Citons enfin l'onguent au styrax, capable, paraît-il, de stimuler certains ulcères torpides. L'application de la chaleur au traitement des ulcères mérite une mention spéciale : Reclus aurait obtenu, par les affusions d'eau chaude à 50°, des résultats encourageants. La cautérisation n'est plus employée que dans le cas d'ulcères phagédéniques, et c'est dans le même ordre

d'idées qu'on a préconisé le raclage à la curette tran-
chante. Nous mentionnerons enfin la méthode de Dolbeau,
ou procédé des incisions circonférencielles, applicables
dans le cas d'ulcères calleux et qui agiraient « en permet-
tant au mur induré qui borde l'ulcère de se rapprocher
du centre ».

Rappelons pour mémoire l'application de l'électricité à
la cure des ulcères et jusqu'à l'inoculation d'érisypèle,
moyen dangereux.

Tous ces procédés ont eu leur temps de vogue, leurs
partisans, et tous ont enregistré quelques succès ; mais,
hâtons-nous de le dire, ces succès sont dus en grande
partie à l'heureuse influence du repos prolongé, auquel on
a toujours eu soin de condamner les malades ainsi traités.
Le repos au lit est généralement considéré comme le
meilleur traitement des ulcères, et c'est à lui qu'on revient
en définitive quand on est découragé par la lenteur d'effet
ou l'inefficacité des autres. C'est lui qui constitue la base
de tous les traitements courants : repos dans le décubitus
horizontal, la jambe légèrement élevée sur un coussin.

On n'insiste pas assez d'ordinaire sur les raisons qui
peuvent expliquer cette influence favorable du repos, et on
ne tient pas assez compte des troubles hydrostatiques
qu'engendrent les dilatations veineuses, et de la part qu'ils
ont dans la mauvaise nutrition des tissus. On fait jouer un
trop grand rôle aux troubles trophiques d'origine nerveuse : s'ils étaient seuls en cause, on comprendrait mal
comment le simple repos au lit amènerait, sans autre ad-
juvant, la régression de lésions d'origine névritique, et les
ulcères, parmi les nombreuses trophonévroses, seraient

seuls à bénéficier d'une manière aussi marquée de la position horizontale du membre malade. Il y a sans doute autre chose, et cette simple constatation, basée sur l'empirisme, suffit à faire penser que des conditions mécaniques interviennent dans la production des ulcères et dans leur cicatrisation.

Nous verrons comment l'étude des troubles circulatoires du membre inférieur, en rapport avec la dilatation des troncs veineux, éclaire la physiologie des ulcères variqueux ; elle explique pourquoi le simple repos au lit en favorisant la circulation en retour permet une vascularisation plus facile des tissus et par suite amène la cicatrisation des ulcères ; que le retour à la station debout, en reproduisant des conditions identiques, rende inévitable et certaine leur récidive et leur extension. Par suite, cette étude démontrera que seront seules logiques les interventions chirurgicales qui ne s'attaqueront pas seulement à l'ulcère, mais à sa cause. Or, la résection de la veine saphène interne variqueuse, en facilitant précisément la circulation en retour des membres inférieurs, agit sur ce qui constitue à notre avis la cause la plus importante de l'ulcère. Ce fait, paradoxal en apparence, deviendra évident lorsque nous aurons étudié les conditions dans lesquelles s'accomplit la circulation en retour des membres variqueux.

Ce n'est pas d'aujourd'hui qu'on porte le bistouri sur les veines, et on a de tout temps excisé les veines variqueuses. Mais, dans ce travail, nous étudierons seulement les résultats et les indications de la résection du tronc de la saphène interne dans les cas d'ulcère, intervention qu'on pourrait désigner du nom d'*Opération de Trendelenburg*.

Nous avons pu réunir un certain nombre d'observations dont nous devons le plus grand nombre à l'obligeance de M. le Dr Reclus : nous verrons qu'elles viennent confirmer les idées du chirurgien de Bonn, et que son opération doit prendre aujourd'hui le premier rang parmi les interventions chirurgicales dirigées contre l'ulcère variqueux.

CHAPITRE PREMIER

HISTORIQUE

L'excision de la saphène interne, pratiquée pour guérir les ulcères variqueux, est une opération qu'on ne trouve légitime et rationnelle qu'autant qu'on s'est, au préalable, livré à une étude approfondie de la circulation veineuse dans le membre inférieur. C'est pourquoi, lorsqu'on remonte aux origines de la chirurgie et qu'on voit les chirurgiens pratiquer cette opération, sans même soupçonner l'existence de la circulation, on ne peut s'empêcher d'admirer leur merveilleuse sagacité...

Plutarque, en effet, conte quelque part qu'un certain Marius se livra aux mains des chirurgiens pour se faire débarrasser de « grosses veines qu'il avait aux cuisses ». Celse pratique et décrit la ligature de la saphène. Ambroise Paré croit devoir lier la saphène au-dessus du genou pour diminuer l'afflux trop grand du sang dans les veines : « On coupe souventes fois la veine en dedans de la cuisse, un peu au-dessus du genou, où à la plus part se trouve l'origine de production de la veine variqueuse ».

A une époque plus rapprochée, Dionis recommande

cette intervention et nous décrit son manuel opératoire (Cours d'opérations de chirurgie démontrées au Jardin Royal, Paris, 1714, 2° édition).

Ev. Home fait également la ligature de la saphène pour amener la coagulation du sang, mais il y renonce bientôt devant les accidents redoutables qu'on ne peut éviter qu'en observant une asepsie rigoureuse.

Boyer et Richerand, après eux Lisfranc, reprennent l'opération, puis l'abandonnent, découragés. De même Dupuytren, Vidal de Cassis, Michon, Velpeau et Guérin redoutant la phlébite se prononcent nettement contre l'intervention, jusqu'au jour où l'avènement de l'antiseptie rendant les chirurgiens plus osés et plus confiants, l'intervention sanglante revient en honneur et donne cette fois des résultats satisfaisants entre les mains de Steel, Marshall, Davie Colley en Angleterre, de Madelung, Langenbaek, Stacke en Allemagne. En France, Lucas Championnière fait sur ce sujet une communication à la Société de chirurgie (1ᵉʳ novembre 1874). Schwartz en 1887 publie trois cas d'excision de la saphène pour varices avec ulcères, suivis tous les trois de guérison. — Enfin en 1890, Trendelenburg publie son savant et ingénieux travail sur les modifications circulatoires engendrées par la présence des varices sur le membre inférieur (Travail de la clinique chirurgicale de Bonn...).

Citons en terminant ce court historique les travaux de Cerne, de Montaz (1890), de Ricard, de Tillaux, de Quénu, de Reynier, la thèse de Corbebard (Paris, 1893), et la remarquable leçon de M. Delbet (*Sem. Médicale* du 13 octobre 1897, page 372) sur « le rôle de l'insuffisance valvulaire de la saphène interne dans les varices du membre inférieur ».

Dans le cours du chapitre suivant, nous nous inspirerons de cette savante leçon et des délicates expériences qui y sont relatées.

CHAPITRE II

DE L'INFLUENCE DE L'INSUFFISANCE VALVULAIRE

L'ÉVOLUTION DES ULCÈRES

INDICATIONS OPÉRATOIRES

Dans la pathogénie des ulcères variqueux, la théorie névritique proposée tout d'abord par Terrier et ses élèves est surtout actuellement en faveur. Gombault a signalé depuis longtemps la névrite interstitielle des filets voisins de l'ulcère ; mais c'est surtout M. Quenu qui s'est principalement appliqué à démontrer l'influence des lésions névritiques, et pour lui l'ulcère variqueux serait avant tout un trouble trophique en rapport avec la névrite du sciatique produite par la dilatation des veinules interfasciculaires.

Cette théorie pathogénique, qui relégua au second plan le rôle étiologique de la stase sanguine et des difficultés qu'apportent à la circulation en retour les dilatations variqueuses, trouve, au premier abord, confirmation dans une vieille constatation clinique. L'apparition des ulcères n'est pas toujours en rapport avec le développement des varices ; tel individu porteur de paquets variqueux énormes n'aura jamais d'ulcère ; tel autre, autour d'un ulcère considérable, ne présentera que des varicosités à peine apparentes. Et même, si l'on s'en rapporte à l'opinion classique, les petites varices, les varicosités engendreraient plus facilement

l'ulcère que les varices à grand développement. Cette constatation semble en effet s'accorder difficilement avec l'opinion ancienne qui regardait l'ulcère comme le résultat de
l'insuffisante nutrition des tissus, conséquence de l'œdème
et de la stase sanguine produits par les varices.

Aussi exclusive, la théorie névritique n'est pas à l'abri
de toute objection, et, dans sa leçon déjà citée, M. Delbet
produit contre elle un certain nombre d'arguments de valeur. Le mal perforant, dit-il, est le type des troubles trophiques d'origine névritique du membre inférieur : or, la
coïncidence est exceptionnelle entre l'ulcère variqueux et
le mal perforant plantaire. Mais, voici un argument de plus
d'importance : « Existe-t-il, dit M. Delbet, une lésion nerveuse qui soit capable d'entraîner des troubles trophiques,
alors que toutes les autres fonctions du nerf sont intactes ?...
Dans les névrites bien avérées, les troubles trophiques ne
vont pas sans troubles sensitifs. Si donc les ulcères variqueux sont dus à des névrites, ces ulcères, troubles trophiques, doivent être associés à des troubles sensitifs considérables. Or, ces troubles sensitifs existent-ils ? Oui,
incontestablement, dans certains cas ; c'est même leur
constatation qui a conduit M. Terrier à émettre sa théorie.
Mais ces troubles, quand ils existent, sont bien légers ; ils
ne portent guère que sur la sensibilité thermique qui est
plus ou moins pervertie, et d'autre part, ils manquent
souvent ».

De plus, on s'expliquerait mal la remarquable influence
du repos au lit sur la cicatrisation des ulcères s'il s'agissait
simplement de troubles névrotrophiques : on ne voit pas
bien comment le simple décubitus horizontal suffirait à

amener la régression des altérations névritiques primordiales. Quand il s'agit du mal perforant, le repos au lit agit évidemment en faisant cesser les pressions sur la plante du pied dans la station debout, en supprimant une cause mécanique qui, pour produire l'ulcération, vient en aide à la lésion nerveuse. La névrite ne suffit pas à entretenir le mal plantaire, il lui faut le secours de la station verticale et de la compression des terminaisons nerveuses malades entre le sol et le poids du corps.

Il semble donc permis d'admettre, par analogie, que la névrite n'est pas tout dans l'étiologie des ulcères variqueux : la situation horizontale du membre qui amène à la longue leur cicatrisation, le repos au lit avec un pansement protecteur doué de qualités plus ou moins cicatrisantes, peuvent bien agir, à la rigueur, en soustrayant l'ulcère aux traumatismes auxquels la station debout et la marche l'exposent accidentellement, mais il y a loin de là au traumatisme indéfiniment reproduit par la pression du sol sur le mal perforant.

Si donc, la névrite intervient dans la production de l'ulcère, elle n'agit certainement pas seule ; la station debout joue un rôle mécanique important et on ne peut le trouver ailleurs que dans les troubles de l'hydrostatique normale des veines du membre variqueux.

Ils ne sont nullement en rapport avec le nombre et le volume des paquets variqueux. Sans aller jusqu'à dire avec Lefort que les petites varicosités engendrent plus facilement les ulcères que les grosses varices, nous savons fort bien qu'un ulcère peu considérable peut exister avec des varices à peine apparentes et, qu'inversement, de gros paquets variqueux peuvent ne jamais se compliquer d'ulcères. C'est là, nous l'avons dit, le meilleur argument des partisans de la théorie névritique, qui devrait avoir alors pour corollaire, que le degré des lésions nerveuses est en raison inverse de celui des altérations des veines. De ce fait, souvent constaté, on ne peut à notre avis conclure qu'une chose : c'est que le volume des varices jambières n'a qu'une importance secondaire dans la formation des ulcères.

En effet, c'est ailleurs qu'à la jambe qu'il faut chercher la clef des troubles circulatoires des membres variqueux ; et nous allons voir comment la dilatation et l'insuffisance valvulaire du tronc de la saphène interne éclaire d'un jour tout nouveau la pathogénie des ulcères.

C'est Trendelenburg qui a attiré le premier l'attention sur ce fait de physiologie pathologique et dans son intéressant travail publié dans les *Beiträge zur klinischen Chirurgie*, il établit à ce point de vue une importante division des varices en deux groupes : tantôt la dilatation variqueuse est limitée aux affluents et aux origines de la saphène interne, tantôt le tronc entraîne inévitablement l'inocclusion valvulaire. Autrement dit, il existe deux espèces de varices jambières, suivant que les valvules de la saphène ont conservé ou ont perdu leur pouvoir d'occlusion et leur rôle important dans la circulation en retour du membre inférieur. Or, suivant l'opinion de Trendelenburg, entièrement acceptée et habilement développée par M. Delbet, l'insuffisance valvulaire joue le rôle prépondérant dans deux des accidents les plus graves qui peuvent survenir au cours des varices : les ruptures et les hémorragies d'une part, les ulcères de l'autre.

Qu'importe, avons-nous dit, le nombre et le volume des paquets variqueux de la jambe : tant que les valvules de la saphène peuvent s'accoler bord à bord sous le poids de la colonne sanguine comprise entre deux groupes de valvules, la circulation en retour est relativement peu troublée, du moins dans son ensemble : la vitesse du sang est bien ralentie au niveau des segments veineux dilatés, mais il n'en accomplit pas moins sa marche ; chaque étape valvulaire franchie sous l'influence de la *vis a tergo*, des contractions musculaires, en un mot du mécanisme habituel de la circulation veineuse, l'est définitivement, et le sang ne peut rétrograder.

La circulation est au contraire profondément troublée lorsque les valvules sont devenues insuffisantes, et l'irrigation qui en résulte pour les tissus explique tout naturellement leur envahissement par l'ulcère. Dans ces conditions, en effet, la marche centripète du sang est interrompue dans toute l'étendue de la saphène, et ses origines ont à supporter, dans la station debout, le poids d'une colonne sanguine continue, depuis l'extrémité inférieure du membre jusqu'à l'oreillette droite : puisqu'il n'existe pas d'ordinaire de valvules suffisantes entre l'abouchement de la saphène dans la veine fémorale à la fosse ovale, et le cœur droit, il en résulte que les réseaux d'origine sont soumis à une surcharge considérable qu'on peut se représenter par le poids de cette colonne liquide qui s'étend sans interruption de la malléole au cœur. De plus, non seulement le sang stagne, mais il reflue ; la saphène, en effet, ne sert plus au retour du sang dans la fémorale ; et il n'a plus d'autre voie centripète que les veines du système profond.

Sous l'influence de la *vis a tergo* et surtout de la con-
traction musculaire de la marche, le système profond se
vide, et le système superficiel, par l'intermédiaire des anastomoses, déverse dans les veines tibiales une partie de son
contenu ; il se produit une sorte d'aspiration par le vide,
plus marquée qu'à l'état sain, et qui correspond à la diffé-
rence entre la pression exagérée par la surcharge sanguine
du système superficiel, et la pression normale du système
profond. Mais le sang qui remonte par la fémorale trouve,
à la racine de la cuisse, une voie tout ouverte dans la saphène forcée et se partage en deux courants, l'un ascendant,
vers le cœur, l'autre descendant, rétrogradé dans la saphène.
Dès lors, les origines de la saphène sont remplies et dis-
tendues, non seulement par le sang qui leur vient des capillaires, mais surtout par cette ondée sanguine rétrograde
que leur envoient les veines profondes. Suivant l'ingé-
nieuse expression de Trendelenburg, « le tronc forcé de la
saphène se comporte comme un bras mort au niveau du
delta d'un fleuve, dont la réplétion dépend plus du reflux
de la mer, que de son propre courant ».

Ainsi se trouve constitué dans le membre inférieur une
sorte de cercle circulatoire, isolé du reste de la circulation ;
le sang qui y séjourne est un sang impropre à la nutrition
des tissus, mort pour ainsi dire, puisqu'il ne va plus aux
poumons chercher la vie dans l'oxygénation.

C'est naturellement dans la station debout que ces troubles circulatoires importants, liés à la dilatation et à l'insuffisance valvulaire de la saphène, sont considérables, et
l'influence du passage de la position couchée à la position
debout sur la déplétion des veines saute aux yeux. Trende-

lenburg a essayé de mesurer la quantité de sang qui peut ainsi refluer dans ces changements de position. La saphène étant vidée, on la comprime à la racine de la cuisse pendant que le malade soumis à l'expérience reste couché. Puis on le fait lever, et on place le membre inférieur dans un cylindre rempli d'eau : la compression veineuse étant suspendue, l'ascension du niveau de l'eau indique la quantité de sang qui rétrograde. Malgré le peu de rigueur de ses recherches, le chirurgien de Bonn l'évalue en moyenne à 200 ou 250 grammes.

Les expériences de M. Delbet sont plus élégantes et surtout plus intéressantes, parce qu'elles démontrent un point généralement méconnu, sur lequel nous reviendrons plus loin, c'est que l'insuffisance valvulaire n'est pas forcément en rapport avec une dilatation veineuse grossièrement appréciable. A l'aide d'un dispositif spécial, sur lequel nous n'insisterons pas ici, il a mesuré dans une saphène à valvules insuffisantes, les modifications de la pression sanguine, ses variations avec les changements de position du malade et sous l'influence de la compression abdominale.

A l'état physiologique, c'est-à-dire avec valvules suffisantes, le manomètre doit donner pour le bout central de la veine une pression égale à zéro : elle était de 2 centimètres de mercure, le malade étant assis. Le simple renversement du buste en arrière suffit à faire descendre la pression à 14 millimètres. Pendant la station verticale elle s'éleva à 4 centimètres. Enfin, sous l'influence d'efforts, d'abord modérés, puis violents, de 4 centimètres, la pression passa à 9, 13, et atteignit jusqu'à 26 centimètres de mercure, « pression véritablement énorme, puisqu'elle est de beaucoup supérieure à celle du système artériel ». Mais, fait non moins intéressant, et que nous devons retenir, car il légitime l'opération de Trendelenburg, M. Delbet a mesuré, chez le même malade, les pressions du bout périphérique de la saphène sectionnée : le minimum a été de 3 centimètres, le maximum pendant un effort vraiment prodigieux n'a pas dépassé 10 centimètres. Donc, tandis que le bout central lui donnait un écart de pression considérable de 14 millimètres à 26 centimètres, le bout périphérique ne permettait d'enregistrer qu'une variation de 7 centimètres. On peut ainsi juger, par des chiffres précis, dans quelles proportions l'interruption de la colonne sanguine peut diminuer la pression supportée par le segment jambier de la veine, et par ses origines.

Il existe, bien entendu, des moyens d'observation beaucoup plus simples en pratique, et les expériences précédemment résumées n'ont servi que de contrôle aux constatations cliniques antérieures. Elles ont été bien exposées par Trendelenburg qui, le premier, a déterminé avec soin les différents moyens qui permettaient de constater la distension de la saphène et des varices par le reflux du sang et d'affirmer l'insuffisance des valvules.

Dans les cas où elle est très marquée, on constate à première vue que le passage de la station verticale à la position horizontale amène une déplétion des varices qui deviennent flasques. Tant que le membre pelvien n'est pas élevé au-dessus du niveau du cœur, leur évacuation n'est que relative ; elle augmente si on élève le membre audessus du plan du lit, et s'achève lorsqu'il approche de la verticale : on voit alors parfois, lorsque les veines sont trop dilatées, leurs parois se déprimer sous l'influence de la pression atmosphérique. Vient-on à replacer la jambe dans sa situation première, immédiatement les varices reprennent leur tension primitive : elle augmente si le malade s'assied. En faisant passer le malade alternativement de la position assise à la position couchée, en même temps qu'on élève et qu'on abaisse le membre, on constate le flux et le reflux du sang et on réalise en quelque sorte entre le cœur et la saphène, l'expérience des vases communiquants. La circulation se fait donc indifféremment dans un sens ou dans l'autre, et dans un cas, M. Schwartz percutant légèrement la veine, voyait l'onde se propager également vers le cœur et la périphérie. Elle obéit seulement aux lois de la pesanteur.

L'influence de la pression abdominale n'est pas moins frappante : dans l'inspiration forcée, dans l'effort, l'élévation de la tension, dans la veine cave, se traduit par une augmentation appréciable à l'œil et au doigt de la tension dans la saphène et les varices. La veine représente ainsi comme un manomètre annexé à la cavité abdominale, et, si sensible dans certains cas, que la simple percussion digitale de la paroi suffit à amener des modifications de niveau et de tension dans la colonne liquide.

La suppression de tout obstacle valvulaire au reflux sanguin devient encore plus manifeste dans les conditions suivantes : votre malade étant couché, soulevez la jambe à peu près jusqu'à la verticale ; laissez refluer tout le sang et comprimez la saphène vide, à la racine de la cuisse : ordonnez au malade de se lever doucement, et quand il est debout vous constatez que les varices restent flasques.

Ce n'est que au bout de 15 à 30 secondes que vous les voyez commencer à se remplir du sang que leur amènent les capillaires ; supprimez alors subitement le barrage momentané créé par votre doigt ; immédiatement une masse sanguine tombe d'un bloc et reproduit d'un seul coup la distension habituelle des veines et des varices.

Avec une telle netteté de symptômes, il ne reste aucun doute sur la réalité de l'insuffisance valvulaire. Mais on se tromperait singulièrement, si on concluait à l'intégrité du fonctionnement des valvules, dans tous les cas où le reflux sanguin ne s'accuse pas d'une manière aussi frappante. Comme le fait remarquer M. Delbet, elle est souvent beaucoup moins manifeste, et doit être recherchée avec soin. Ainsi chez le malade qui a servi à ses expériences manométriques relatées plus haut, la saphène était absolument invisible, on ne la sentait pas à la palpation quand le malade était couché ; l'insuffisance valvulaire pouvait donc rester douteuse. Mais lorsque le malade se mettait debout, et surtout quand il faisait effort, les doigts avaient nettement une sensation de tension et de résistance qui permettait suffisamment d'affirmer le reflux de la colonne sanguine. Les sensations tactiles doivent donc venir à l'aide des sensations visuelles parfois insuffisantes. On conçoit qu'elles seront plus ou moins faciles à percevoir, suivant les cas et suivant les sujets. Notons toutefois que M. Delbet n'a pas souvenir d'avoir jamais trouvé la saphène intacte chez les nombreux malades atteints d'ulcères qu'il a examinés, depuis que les travaux de Trendelenburg ont attiré son attention sur ce sujet.

La conséquence si désastreuse que ces troubles si prononcés de la circulation du membre inférieur doivent avoir sur la nutrition des tissus paraît évidente. Aussi, la théorie ancienne qui faisait intervenir dans la pathogénie des ulcères variqueux la stase et l'œdème engendrés par les varices, ne nous paraît pas à ce point impuissante, que la théorie névritique fût arrivée à temps pour la remplacer et élucider ce qui restait obscur avec la théorie sanguine. Mais cette obscurité résultait précisément de ce qu'on connaissait mal la nature et l'importance du barrage circulatoire créé par l'insuffisance valvulaire.

Il nous semble, au contraire, que la théorie sanguine satisfait plus complètement l'esprit que la théorie névritique, ou du moins que l'une ne doit pas exclure l'autre.

L'excès de pression dans une saphène à valvules forcées se transmet, en effet, par les origines de la veine jusqu'au réseau capillaire : il en résulte non seulement de l'œdème par stase dans les territoires tributaires de la saphène ; il en résulte aussi, pour le sang oxygéné des capillaires, un véritable barrage qui diminue l'activité des échanges nutritifs, indispensable à la vie des tissus. Est-il nécessaire de chercher plus loin l'origine des troubles trophiques consécutifs aux varices, depuis le simple eczéma variqueux jusqu'à l'ulcère ? Pour ce qui est de l'ulcère au moins, cette opinion nous paraît logique : elle s'accorde absolument avec ce fait si connu du peu de tendance qu'ont les ulcères variqueux à la cicatrisation spontanée, et avec la remarquable influence du repos du membre dans la position horizontale. Elle trouve encore sa confirmation dans la localisation habituelle des ulcères : les varices sont fréquentes à la cuisse ; nous n'y avons jamais vu d'ulcères, et nous n'en connaissons pas d'observation; ulcère de jambe est devenu à peu près synonyme d'ulcère variqueux. N'est-ce pas là une preuve du rôle important que joue la surcharge sanguine en rapport avec l'insuffisance des valvules ? Neuf fois sur dix, c'est la région malléolaire interne, la face interne du tibia qui est, primitivement au moins, le siège de l'ulcère. C'est que la saphène externe est d'ordinaire à l'abri des augmentations de pression, conséquence de l'inocclusion des valvules. Non seulement, elle possède des valvules en nombre proportionnellement double de celui de la saphène interne, mais elle s'abouche au creux poplité dans les veines profondes et ne subit pas une surcharge comparable à celle de la saphène interne. Les exceptions à cette règle de localisation des ulcères s'expliquent d'ailleurs très facilement par l'existence bien connue d'une branche d'anastomose ascendante qui, née un peu avant son embouchure au creux poplité, la réunit à la saphène interne, à la partie supérieure de la cuisse. La théorie névritique est-elle capable d'expliquer à elle seule le siège de prédilection des ulcères? Nous ne le croyons pas, car si les ulcères étaient vraiment en rapport avec des lésions nerveuses du tronc du sciatique, ils devraient se développer avant tout le long des branches du sciatique poplité externe; or, c'est tout le contraire qui se produit, puisque les filets nerveux correspondant au siège habituel des ulcères appartiennent ordinairement au territoire du nerf saphène interne, c'est-à-dire du crural.

Le rôle de l'exagération de la pression sanguine dans l'évolution des ulcères nous paraît donc solidement établi;

et la division proposée par M. Delbet en *varices à grande tension* et *varices à faible tension*, présente une grande valeur pathogénique et pronostique. Dans les varices à grande tension, l'insuffisance valvulaire existe, et l'ulcère est imminent ; tandis que les varices à faible tension restent à l'abri de cette complication.

La conclusion qui s'impose de tout ce qui se précède, c'est que, pour guérir un ulcère variqueux, il faut avant tout supprimer la tension sanguine exagérée. C'est le repos au lit qui y réussit le plus simplement, mais on conçoit que son influence sur la cicatrisation de l'ulcère soit purement éphémère et qu'elle cesse avec lui : il ne guérit pas les varices, et ne supprime qu'indirectement l'insuffisance valvulaire. Dès que le malade se lève, la stase capillaire se reproduit aussitôt, et les tissus recommencent à souffrir dans leur nutrition, d'autant plus vite qu'ils ont déjà souffert antérieurement et que les tissus de cicatrice sont doués d'une vitalité peu résistante. « Ainsi, dit Trendelenburg, quand on a l'occasion d'observer un ulcère cicatrisé, quelque temps avant la récidive, on constate que le premier trouble consiste dans l'hyperémie du tissu de cicatrice. Dans les efforts physiques qui élèvent la pression veineuse, le malade accuse souvent une légère douleur au niveau de son ancien ulcère. Il se fait parfois une sugillation sanguine bleuâtre ». La récidive est donc fatale, hâtée d'ordinaire par les durs métiers des porteurs d'ulcères, exposés par eux aux causes répétées d'exagération de la tension veineuse.

Pour supprimer d'une façon permanente cette cause de la production et de la récidive des ulcères, que contrebalance momentanément le repos au lit, il fallait donc trouver un moyen de remplacer l'obstacle valvulaire absent. L'opération de Trendelenburg, en supprimant la colonne sanguine qui obstrue et distend la saphène et ses origines, remplit indirectement ce programme. Elle crée, comme nous allons le voir, des conditions nouvelles à la circulation veineuse qu'elle rend plus facile, et qui, sans toutefois y atteindre jamais, approche de l'état normal autant qu'il est possible.

Il peut sembler paradoxal au premier abord de chercher à faciliter le retour du sang en obstruant précisément une des voies qui lui servent à regagner le cœur : mais nous savons qu'elle ne sert plus à rien, que bien au contraire, comme nous l'avons vu, elle ramène de haut en bas une certaine quantité de sang détourné de sa voie normale. En supprimant ce reflux, l'opération décharge donc d'autant les capillaires chargés de la nutrition des tissus ulcérés. Après, comme avant l'interruption de la colonne sanguine, le système veineux profond est seul utilisé pour la circulation en retour, dans la station debout, et les anastomoses qui l'unissent à la saphène interne représentent pour celle-ci la seule voie libre pour y vider son contenu. Mais la quantité de sang qu'elle contient est bien moins considérable après qu'avant l'interruption, puisque celle-ci l'a débarrassée de son trop plein, apporté par l'ondée sanguine rétrograde.

On peut d'ailleurs se rendre compte du retour du sang des varices par les collatérales, par la manœuvre d'exploration suivante conseillée encore par Trendelenburg : Le malade étant debout, obstruez du doigt, la saphène, à la cuisse, sans l'avoir vidée ; faites coucher le malade, vous constatez alors que les paquets variqueux se vident, et cette évacuation ne peut se faire évidemment que par les anastomoses. La suppression de la tension veineuse par l'interruption de la colonne sanguine fait donc cesser ce qu'on pourrait appeler la « congestion hypostatique » des régions ulcérées ou prédisposées à l'ulcère, et crée par suite des conditions meilleures pour leur vitalité.

En résumé, après ces longues discussions de physiologie pathologique, nous sommes amené à conclure, au point de vue pratique, que l'opération de Trendelenburg est une intervention logique qu'il faut pratiquer dans tous les cas d'ulcères variqueux, tout en appliquant les traitements locaux habituels. Nous pensons même qu'elle donnerait de bons résultats, à titre préventif, dans les cas où la constatation de l'insuffisance valvulaire fera redouter le développement de l'ulcère. En un mot, elle représente le seul traitement applicable à l'insuffisance valvulaire de la saphène et à ses conséquences.

CHAPITRE III

TECHNIQUE OPÉRATOIRE

Il n'est guère d'opération chirurgicale plus simple que la résection de la saphène interne, et Trendelenburg, dans son travail déjà souvent cité, en règle la technique en quelques lignes. Nous y insisterons un peu plus longuement et nous arrêterons l'attention sur quelques incidents opératoires qui peuvent se présenter et qu'il sera d'ailleurs toujours facile d'éviter ou de surmonter.

Mais, tout d'abord, il n'est pas inutile d'établir que la résection d'une certaine étendue du tronc veineux dilaté est indispensable pour obtenir le but qu'on se propose. La simple ligature de la saphène, la section de la veine entre deux ligatures, qui sembleraient, à moins de frais que la résection, interrompre la colonne sanguine et faire obstacle au reflux sanguin, ne sont pas suffisantes. La ligature simple sans section expose, en effet, surtout si on emploie le catgut résorbable, à la régénération ultérieure de la veine, et au rétablissement de sa perméabilité. L'expérimentation sur les animaux prouve la réalité de cette régénération qui suffit à faire rejeter absolument la simple ligature. Cet inconvénient n'est pas à craindre après la

section et les recherches de Minkievitsch et autres, ont suffisamment prouvé l'erreur de certaines observations qui
tendent à démontrer le contraire. La section entre deux
ligatures n'en reste pas moins inférieure à la résection d'un
segment étendu de la veine ; il faut, en effet, compter avec
l'existence des collatérales ; d'ordinaire elles sont dilatées
comme le tronc principal et partagent avec lui les conséquences de l'insuffisance valvulaire. On connaît, en outre,
la fréquence du dédoublement de la saphène interne en
deux bras, qui, nés à la jambe par bifurcation, se recons-
tituent à la face interne de la cuisse, présentant une dispo-
sition insulaire embrassant le condyle interne dans une
ellipse allongée. La section simple entre deux ligatures du
tronc principal laissera libre au sang le reflux par les collatérales, et lorsque la formation insulaire existe, la section
d'une seule branche de l'ellipse laissera perméable la branche opposée. Il est donc nécessaire, pour se mettre à l'abri
de cette cause d'échec, d'oblitérer non seulement le tronc
principal, mais aussi la terminaison des collatérales sur
une certaine hauteur. Par la résection de la veine, sur
une partie étendue de son trajet, on y arrivera sûrement et
facilement. De même, lorsque la bifurcation existe, on
manquera le résultat cherché si on laisse la perméabilité
dans l'un des deux troncs parallèles. Il faut donc se rap-
peler la possibilité de cette anomalie et la rechercher au
cours de l'opération, quand l'ellipse veineuse n'est pas
visible au simple examen du membre.

C'est à la perméabilité persistante d'un deuxième tronc
méconnu, ou au reflux du sang par les collatérales qui se
dilatent et supportent à leur tour dans leurs origines la

pression de la colonne sanguine reconstituée, qu'il faut attribuer, croyons-nous, au moins une certaine part des échecs de l'opération de Trendelenburg et la récidive rapide de l'ulcère.

Mais, dira-t-on, n'obtiendrait-on pas plus simplement et plus sûrement le même résultat, en pratiquant à la partie supérieure de la cuisse la section de la saphène entre deux ligatures, dans le triangle de Scarpa, par exemple ? Sans parler des difficultés opératoires plus grandes, une raison anatomique doit nous faire rejeter cette manière de faire : c'est le petit nombre ou même l'absence d'anastomoses entre le réseau veineux sous-cutané et la veine fémorale. La section de la saphène en un point rapproché de son embouchure enlèvera bien aux veines de la jambe le poids de la colonne sanguine, depuis la section jusqu'au cœur ; mais, le sang, ramené à la saphène interne, ne trouvera pas à la cuisse de voie d'écoulement suffisante dans les veines profondes ; il stagnera et refluera comme avant vers la jambe. Rien de cela à la jambe, où le nombre des anastomoses entre les systèmes superficiel et profond permet une facile déplétion de la saphène.

Le lieu d'élection nous paraît être pour cette raison la région du condyle interne, point de tout son trajet où la veine est d'ailleurs le plus facile à découvrir.

L'anesthésie générale sera toujours inutile, et sans admettre l'opinion de Trendelenburg, qui regarde comme inutile toute anesthésie, nous pensons que l'insensibilisation de la peau et au besoin du tissu cellulaire sous-cutané, à l'aide de la cocaïne, est absolument indispensable et d'ailleurs largement suffisante. Toutes les opérations rapportées à la fin de ce travail ont été faites à la cocaïne, qui a dans tous les cas permis, sans douleur notable, la recherche et la dissection quelquefois assez délicate du tronc veineux et de ses branches collatérales, et toujours sans incident.

Suivant de tous points la technique prescrite par M. Reclus, nous emploierons exclusivement la solution de chlorhydrate de cocaïne à 1/100, qui procure une anesthésie de durée plus que suffisante pour mener l'opération jusqu'au dernier point de suture.

La traînée cocaïnique intradermique doit épouser exactement le tracé de la future incision, le bistouri ne devant intéresser aucune partie du revêtement cutané qui ne soit imprégnée de la solution. Il importe donc que le chirurgien ait déterminé, avant de commencer son incision, la situation, la forme et la longueur qu'il lui donnera. Or, à ce point de vue, plusieurs cas peuvent se présenter : Le plus souvent, la veine dilatée forme sous la peau une traînée bleuâtre ou même un gros cordon aplati et sinueux visible et palpable ; par suite, rien de plus facile que de tracer une ligne d'incision qui conduira sûrement sur la veine. Dans un certain nombre d'autres cas, surtout chez les individus à tissus adipeux très développés, la veine apparaît mal, ou n'apparaît pas du tout. Rien de plus facile alors que de faire asseoir le malade sur le bord de la table d'opération et de tracer à la teinture d'iode, comme on le fait à l'amphithéâtre pour les ligatures d'artères, le trajet de la veine gonflée par l'onde sanguine rétrograde. Enfin, nous savons, avec M. Delbet, que dans certains cas l'insuffisance valvulaire existe sans dilatation apparente.

Ici, c'est au palper qu'il faudra avoir recours et la sensation spéciale fournie aux doigts par le reflux sanguin dans une veine forcée, sans dilatation apparente à la vue, fournira le point de repère qui conduira sur la veine.

Il ne faut pas trop compter sur les rapports anatomiques; les veines, et la saphène interne en particulier, n'ont pas la situation relativement constante des artères. La situation du tronc veineux varie beaucoup suivant les sujets; il se rapproche plus ou moins tantôt de la face antérieure, tantôt de la face postérieure de la cuisse, et on risquerait souvent de tomber à côté, si on voulait se baser pour découvrir la saphène sur une donnée anatomique précise qui n'existe pas. C'est donc, nous le répétons, par la seule exploration qu'on doit déterminer la situation de la veine, quand elle n'apparaît pas à l'inspection du membre; l'onde rétrograde perceptible existe quand l'occlusion valvulaire fait défaut, et c'est là, ainsi que nous l'avons vu au chapitre précédent, l'indication nécessaire et suffisante à l'excision de la saphène.

Le trajet de la veine une fois reconnu, l'opérateur procède à l'anesthésie de sa ligne d'incision. On se contente le plus souvent d'une incision rectiligne suivant exactement le trajet de la veine. Au cours d'un certain nombre d'opérations auxquelles nous avons assisté, nous avons remarqué que cette manière de faire donnait peu de jour lorsqu'il s'agit de disséquer et d'enlever avec le tronc la terminaison des collatérales qui s'y abouchent; il faut tirailler et décoller les deux lèvres de l'incision, ce qui peut éveiller des douleurs parfois intolérables. Aussi, conseillons-nous de faire une incision curviligne en U à branches courtes, dessinant ainsi un volet cutané, dont la base mesurera une longueur minima de 12 centimètres, et dont les deux branches parallèles, longues de 3 à 4 centimètres, auront leur milieu sur le trajet de la veine. Cette incision qui commencera à deux ou trois travers de doigt au-dessus du condyle interne, permettra en outre de reconnaître l'existence possible d'un tronc collatéral, résultant d'une bifurcation, qui pourrait ne pas apparaître au fond d'une incision rectiligne.

Il n'est plus utile aujourd'hui d'insister sur les nécessités de l'asepsie la plus rigoureuse; disons seulement qu'on pourra employer à la désinfection de la peau les cinq minutes nécessaires à l'action analgésiante de la cocaïne.

La peau est incisée, la saphène apparaît au centre du champ opératoire. Sa recherche ne constitue un temps spécial que dans les cas où elle est perdue au milieu de la graisse sous-cutanée. Il sera bon alors de pousser, suivant son trajet, 2 ou 3 centigrammes de la solution cocaïnique, de manière à insensibiliser les terminaisons nerveuses.

De quelques coups de sonde cannelée, on isole alors le vaisseau à la partie inférieure de la plaie, et à l'aide de l'aiguille mousse ou, plus simplement, d'une pince hémostatique, on passe un fil à ligature : Trendelenburg employait le catgut que nous ne croyons pas préférable à la soie plate n° 2. Immédiatement au-dessus de cette ligature, la veine est saisie dans une pince, puis sectionnée entre le fil et la pince. On dissèque alors la veine ainsi maintenue, de bas en haut ; à mesure qu'on l'isole, les collatérales apparaissent et sont bien liées avec un fil plus fin que

celui qui a servi à la ligature du tronc principal, et section-
nées entre le fil et leur embouchure.

Dans les cas relativement rares où l'ulcère siégerait
sur le territoire de la saphène externe, on pratiquera tout
aussi simplement la résection de cette veine dans l'insterstice des muscles jumeaux. Une incision rectiligne au
niveau de cet insterstice permettra de la découvrir ; on se
rappellera que la veine est sous-aponévrotique, et chemine
accolée au nerf saphène externe qu'on aura soin d'isoler
et de ne pas prendre dans les ligatures.

CHAPITRE IV

RÉSULTATS OPÉRATOIRES

Il nous reste à voir quel bénéfice ont obtenu les malades après la résection de la saphène au point de vue de la cicatrisation de l'ulcère, d'une part, de l'absence de récidive d'autre part.

La plupart des auteurs qui, après Trendelenburg, ont pratiqué son opération dans le cas d'ulcère variqueux, s'accordent à reconnaître que la cicatrisation s'accomplit d'une manière beaucoup plus rapide que lorsque le malade est soumis à un simple repos au lit, associé ou non au traitement local antiseptique. On pourra s'en rendre compte d'ailleurs en parcourant les observations inédites que nous avons réunies à la fin de ce travail.

Trendelenburg parle d'un ulcère qui persistait après trois mois sans tendance à la cicatrisation et qui était déjà guéri au moment du premier pansement, huit jours après la résection veineuse.

Dans un autre cas, un malade porteur d'un ulcère rebelle à la cicatrisation depuis plusieurs années, pouvait se lever, guéri au bout de 13 jours, et faire, quatre semaines après, une marche longue et pénible, sans fatigue.

Dans sa thèse, Cordebard reproduit un certain nombre

d'observations dues à la pratique de M. Remy et à celle de M. Reynier. Nous y trouvons (obs. III) un ulcère dont la cicatrisation est complète en douze jours ; un autre en quinze jours (obs. VIII) : un troisième, large comme la paume de la main (obs. VII), se guérit en dix-huit jours : enfin, dans trois autres cas la cicatrisation de l'ulcère était complète en 24 (obs. XIII), 25 (obs. V) et 26 jours (obs. IX).

Si nous analysons, à ce point de vue de la durée de la cicatrisation, les 9 observations inédites que nous apportons à l'appui de notre travail, nous trouvons les résultats suivants :

Dans l'observation VII il s'agit d'un ulcère double dont le début remontait à plus de 15 ans : chacune des deux surfaces ulcérées dépassait l'étendue d'une pièce de cinq francs ; la cicatrisation fut parfaite en onze jours. Notre observation II nous permet d'établir une comparaison entre la marche de la cicatrisation sous l'influence du simple repos, et sa rapidité après la résection veineuse : après deux jours de repos, l'ulcère, grand comme une pièce de 2 francs, présentait sur ses bords un liseré cicatriciel d'une largeur d'un millimètre environ. La résection hâta à ce point le travail de cicatrisation, que celle-ci était complète douze jours après l'opération. Dans l'observation VI la guérison d'un ulcère, présentant une surface de 8 centimètres sur 4, fut obtenue en 13 jours. Treize jours aussi suffirent à la guérison d'un ulcère allongé, de 6 centimètres sur 3 (obs. V). La malade de l'obs. III présentait deux ulcères à la même jambe : le plus étendu, comme une pièce de 5 francs, fut guéri en 28 jours, le plus petit l'était au bout de 16.

Dans l'observation I, il s'agit d'un homme portant un ulcère à droite. La saphène fut réséquée et l'ulcère dont la surface mesurait celle d'une paume de main guérit en 23 jours. L'observation VIII concerne une femme de 53 ans qui portait aux deux jambes des ulcères considérables. Après trois mois de repos à l'hôpital, sans progrès notable de la cicatrisation, on résèque la saphène droite : la cicatrisation marche alors rapidement et, au bout de cinq jours, on constate la productions d'îlots épidermiques sur la surface bourgeonnante en même temps que les bords se sont rapprochés du centre.

Étant données les dimensions vraiment colossales de l'ulcère on eut, en outre, recours aux greffes de Thiersch, de sorte qu'il est difficile de se rendre un compte exact de l'influence qu'eut la résection veineuse sur la cicatrisation complète ; mais nous notons néanmoins que les 2 mois de repos qui précédèrent l'opération n'avaient produit qu'un résultat insignifiant, en comparaison de la rapidité de la cicatrisation post-opératoire. La saphène fut réséquée aussi à gauche et, en cinq jours, l'ulcère se retrécit d'un bon tiers.

L'observation n'a malheureusement pas été suivie plus longtemps.

Le bénéfice fourni par l'opération apparaît d'une façon manifeste dans tous les cas que nous venons de relater : si nous négligeons l'observation VIII, incomplète, nous voyons que dans les autres, le temps nécessaire à la guérison a varié de 2 à 28 jours. Or nous n'avons jamais vu le traitement par le simple repos au lit amener la cicatrisation dans un délai aussi court, et il faut bien compter en moyenne sur un repos de deux mois pour cicatriser un ulcère. C'est qu'en effet la situation horizontale du membre malade ne supprime pas d'une façon aussi radicale la surcharge des capillaires que l'interruption de la colonne sanguine : celle-ci, malgré la position allongée, subit toujours dans une certaine mesure, l'influence des variations de la pression abdominale qui retentit sur les origines veineuses, tandis qu'elles en sont complètement à l'abri après la résection.

Il serait plus important, sans doute, d'insister sur la question de la récidive et nous voudrions pouvoir apporter un plus grand nombre de faits démonstratifs à l'appui de l'opinion que nous défendons : solidité plus grande de la cicatrice à la suite de l'opération de Trendelenburg qu'après les traitements habituels. Malheureusement la plupart des observations que nous avons lues ou recueillies manquent de renseignements précis sur l'avenir des opérés. Il ne faut pas oublier qu'il s'agit de malades d'hôpitaux difficiles à retrouver, et nous devons avouer que pour juger ce point, cependant important de la question, nous n'avons que peu de documents.

N'empêche que dans un certain nombre de cas la guérison persistante a été nettement constatée. Ainsi Trendelenburg parle d'un ulcère dont la cicatrisation persistait encore cinq ans après l'opération. Cordebard cite un malade revu huit mois après la résection, sans récidive (obs. V). Dans son observation VIII, au bout de deux mois, la guérison persistait. L'opéré de l'observation XIII restait guéri un an après l'opération, malgré des marches forcées. Enfin, dans l'observation XIV, des ulcères n'avaient pas récidivé au bout de deux ans.

Riolacci publie un cas de guérison persistante pendant cinq ans : le malade opéré en 1892 et revu en 1897 n'avait pas de nouvel ulcère et ne ressentait plus ni douleur, ni fatigue (obs. I de son mémoire).

Enfin notre observation IX a trait à un malade porteur d'un ulcère sur la jambe droite. Sa jambe gauche, opérée 10 mois avant, portait une cicatrice solide.

Ces résultats ont bien quelque valeur : il leur manque, il faut bien l'avouer, la confirmation d'une observation longtemps prolongée, au moins pour la plupart d'entr'eux. Mais ils n'en sont pas moins encourageants et parlent en faveur de la résection de la saphène interne. Il nous suffirait, d'ailleurs, d'avoir établi ce fait que les récidives sont moins fréquentes après le traitement que nous préconisons, qu'après l'emploi des moyens thérapeutiques habituels.

Nous pensons aussi qu'à mesure que l'opération se généralisera on saura mieux la pratiquer et qu'on pourra éviter certaines causes d'insuccès que nous avons signalées dans un chapitre précédent, nous voulons parler de l'existence méconnue d'une division de la saphène en 2 troncs, ou de la formation en ellipse.

D'autre part, il est constant que les succès seront d'autant plus marqués qu'on opérera pour des ulcères plus jeunes et moins étendus, sur des jambes dont tous les tissus ne seront pas déjà atteints dans leur vitalité. Il ne faut pas demander à l'opération plus qu'elle ne peut donner : elle reste naturellement impuissante contre le plébo-sclérose généralisée des membres variqueux, et la cure radicale des varices restera toujours une utopie.

OBSERVATIONS INÉDITES

OBSERVATION I. — P..., 40 ans, garçon de magasin, entré à l'hôpital de la Pitié le 10 novembre 1894, avec un vaste ulcère siégeant sur la face postérieure du mollet, jambe droite.

Le malade raconte qu'il a reçu, en 1870, une balle ayant produit une plaie en séton qui aurait suppuré pendant 7 mois et aurait nécessité l'incision. C'est sur la cicatrice de cette plaie que l'ulcère se serait installé.

A l'examen on ne constate pas de tumeur variqueuse proprement dite, mais une dilatation manifeste de tout le réseau sous-cutané.

La saphène, visible à travers la peau, et très distendue, donne des signes manifestes d'insuffisance valvulaire.

A gauche, la dilatation veineuse est plus marquée et on trouve de gros paquets variqueux au niveau du mollet. Les signes fonctionnels : douleur, gonflement, etc..., sont aussi plus accusés de ce côté-là. Néanmoins, on ne peut déceler des signes d'insuffisance valvulaire de la saphène.

L'ulcère qui siège, avons-nous dit, sur la face postérieure du mollet de la jambe droite présente les dimensions de la paume de la main. Cet ulcère a eu des alternatives de guérison et de récidive et, actuellement, il ne semble présenter aucune tendance à la cicatrisation spontanée.

Le 15 novembre, on pratique la résection de la saphène droite, sur une longueur de 10 centimètres, l'incision commençant au-dessus du condyle interne du fémur.

Le 24 novembre on aperçoit sur le pourtour de l'ulcère un

liseré cicatriciel de deux centimètres et sur la surface ulcérée quelques îlots épidermiques.

Le 8 décembre, notre malade quittait l'hôpital entièrement guéri.

OBSERVATION II. — Alexandre R..., âgé de 48 ans, mécanicien, entre le 2 janvier 1895 à l'hôpital de la Pitié, salle Broca, avec un vaste ulcère de la jambe gauche.

Le malade n'ayant souffert d'aucun trouble du côté de ses membres inférieurs avant l'apparition de l'ulcère, il est impossible de préciser la date d'apparition des varices dont on constate la présence surtout à gauche. A droite, quelques trajets veineux sont visibles à travers la peau ; pas de varices véritables. Mais, à gauche, on aperçoit, sur le trajet de la saphène interne, plusieurs paquets variqueux dont deux très volumineux, l'un siégeant à peu près au niveau de la partie moyenne du fémur, l'autre un peu au-dessus du condyle interne. Quand le malade est couché, ces dilatations variqueuses atteignent environ le volume du doigt — mais grossissent considérablement dans la station debout prolongée.

Au-dessus du genou, on voit, à la partie postérieure et interne du mollet, le trajet de la saphène interne très sinueux et simulant un cordon gros comme l'index environ.

A la face postérieure du mollet on voit, de nombreuses varicosités dont quelques-unes ont des parois indurées.

Enfin, quelques dilatations peu accentuées au niveau du tibia. A la partie inférieure de la jambe, dans la région sus-malléolaire, le tissu cellulaire est épaissi et cette région paraît notablement plus volumineuse que la région symétrique du côté droit. Les os eux-mêmes, au palper, paraissent augmentés de volume ; des mensurations exactes ont montré que cette difformation n'est qu'apparente.

Il y a environ deux ans, apparut sur la partie interne et inférieure de la jambe, dans une région correspondant au tiers infé-

rieure de la face interne du tibia, une rougeur de la peau, indo-
lore au début. D'ailleurs pas de traumatisme occasionnel.

Cette rougeur s'étendit peu à peu et l'ulcération se fit bientôt.
L'ulcère eut des alternatives de guérison et de récidive, se dé-
plaçant, mais sans quitter cette région de la face interne de la
jambe. Le travail occasionna des douleurs vives au niveau de
l'ulcère et, la nuit, des élancements pénibles troublèrent le sommeil du malade.

Les différentes manœuvres de Trendelenburg pour découvrir
l'insuffisance valvulaire donnèrent, chez notre malade, des résultats on ne peut plus positifs et démontrèrent nettement l'inocclusion de la saphène.

Le 17 janvier on fait la résection de la saphène sur la jambe
gauche.

Incision longitudinale; résection de 12 centimètres de veine,
dont la partie la plus élevée présente une série de dilatations
grosses comme des noisettes.

Le 24 on constate une diminution considérable de l'ulcère.

Il reste au niveau du mollet quelques points douloureux correspondant à des phlébolithes.

Le malade quitte l'hôpital entièrement guéri de son ulcère, le
29 janvier.

OBSERVATION III. — Adelaïde L..., 49 ans, blanchisseuse,
entrée à l'hôpital de la Pitié le 1er décembre 1894.

La malade vit ses varices débuter à l'âge de 20 ans. Elles sont
plus marquées sur la jambe droite et les douleurs, dans la station debout, siègent plus particulièrement dans ce membre.
L'œdème péri-malléolaire est très fréquent.

Les ulcères ont fait leur apparition il y a 6 mois sur la face
interne du tiers inférieur de la jambe droite. La plaie grandit
progressivement en même temps qu'un autre ulcère se dévelop-
pait au même niveau sur la face externe du même membre.

La peau de la région est épaissie, rouge, une zone inflammatoire entoure les ulcères. Ces ulcères sont creux, à bords taillés à pic, à fond grisâtre, atones...

Le long de la jambe on remarque une dilatation du réseau veineux sur le territoire de la saphène interne. Au niveau de la face interne du mollet se trouvent quelques ampoules veineuses qui forment dans la station debout des tumeurs assez volumineuses.

Le tronc correspondant à la saphène n'est pas net et les manœuvres de Trendelenburg ne peuvent faire déceler l'insuffisance valvulaire.

Le 17 décembre, la veine saphène droite est réséquée dans les conditions habituelles.

Le 24, on enlève les fils de suture, la plaie opératoire est à peu près cicatrisée. Les ulcères ont une tendance manifeste à la cicatrisation.

Le 3 janvier, l'ulcère interne qui était moins étendu est complètement cicatrisé.

Le 15 janvier, l'ulcère externe a aussi disparu et la malade sort de l'hôpital guérie.

OBSERVATION IV. — Pierre L..., 48 ans, maréchal-ferrant, entre à l'hôpital de la Pitié le 9 septembre 1894.

Le malade prétend que ses varices remontent à plus de 20 ans.

Sur la jambe gauche, elles sont plus marquées que du côté droit. On constate jusque sur la partie supérieure de la cuisse une dilatation très nette du tronc de la saphène interne.

Au niveau du mollet, sur la face interne, se trouvent des paquets variqueux à parois indurées.

L'ulcère qui date de 4 ans aurait débuté sur la partie externe du tendon d'Achille, à 10 centimètres environ au-dessus de son insertion et serait passé par des alternatives de guérison et de récidive : il aurait atteint 15 centimètres carrés.

Actuellement, nous avons un ulcère principal et tout autour plusieurs petites pertes de substance. Cet ulcère siège sur la face externe de la jambe, à l'union du tiers moyen et du tiers inférieur. Ses bords sont blanchâtres et très irrégulièrement découpés ; la surface en est peu profonde, les bourgeons ne paraissent pas animés d'une grande vitalité.

Sur la face interne, un autre ulcère moins étendu que le premier et situé un peu plus haut. Des dilatations veineuses sillonnent le bord interne du pied et la région de la malléole interne.

Les manœuvres de Trendebenburg ne laissent aucun doute sur l'insuffisance valvulaire de la saphène de ce côté.

Sur la jambe droite on constate l'existence de dilatations veineuses, mais moins marquées, assez accentuées cependant sur le bord interne et la face dorsale du pied. En tout cas, on ne rencontre pas de paquets variqueux, et les signes fonctionnels de ce côté sont à peu près nuls.

Le malade est un artério-scléreux.

Le 12 novembre, la saphène, du côté gauche, est réséquée sur une longueur d'environ 10 centimètres.

Un schéma que nous avons sous les yeux, nous montre la marche progressive, très rapide, de la cicatrisation, du 17 novembre au 1er décembre.

Le 10 décembre, le malade quitte l'hôpital entièrement guérie.

OBSERVATION V. — Alexis D..., 36 ans, puisatier, entré à l'hôpital de la Pitié le 26 octobre 1894.

Ses varices datent de deux ans.

Leur apparition s'est faite progressivement, elles paraissent reconnaître pour cause la profession du malade qui travaille debout et dans l'immobilité. Ces varices sont beaucoup plus accentuées sur le membre droit. A gauche, en effet, c'est à peine si on aperçoit, sous la peau du mollet, quelques dilatations veineuses.

A droite, la jambe, examinée au repos, se présente avec des dilatations variqueuses très visibles mais peu grosses, ne se groupant pas en masse : nulle part les parois veineuses ne sont indurées. Mais le malade prétend qu'après la fatigue de la journée leur volume est considérablement accru ; la partie inférieure de la jambe présente de l'œdème : enfin il éprouve une sensation de pesanteur assez pénible

On ne trouve d'ailleurs ni varicocèle ni hémorroïdes.

En août, à la suite d'un traumatisme léger survenu dans son travail, le malade a remarqué que la région de la malléole externe droite était le siège d'une ulcération d'abord minime et qui peu à peu s'est étendue, sans manifester de tendances à la guérison spontanée.

C'est cet ulcère qui l'amène salle Broca, le 26 octobre 1894.

L'ulcère siège en arrière de la malléole externe. L'insuffisance des valvules de la saphène peu nette, paraît cependant réelle.

Le 31 octobre, au lieu habituel, on résèque 10 centimètres de veine saphène.

Le 13 novembre, le malade quitte l'hôpital guéri de son ulcère.

OBSERVATION VI. — P..., Pierre, 20 ans, entré à l'hôpital de la Pitié le 12 décembre 1894, pour un ulcère variqueux siégeant à la face interne de la jambe droite, au niveau du tiers inférieur.

Sur cette jambe on constate, dans le réseau veineux superficiel, des dilatations variqueuses qui soulèvent la peau du mollet. Mais les parois veineuses ne sont pas très épaissies, ni douloureuses au toucher. Ces dilatations ne sont pas agglomérées en masse.

Cet état variqueux date de plusieurs années.

Il y a 3 ans, D... reçut un coup sur la jambe droite, face interne, à l'union du tiers moyen et du tiers inférieur : il se produisit là une ecchymose ayant les dimensions d'une pièce de 1 franc. Cette ecchymose dura plusieurs mois, puis l'épiderme desquama à ce niveau et, finalement, un ulcère se produisit. Cet ulcère non traité s'étendit et couvrit bientôt tout le tiers moyen de la face interne de la jambe. Ne recevant aucun traitement il s'infecta : la peau était rouge à la périphérie, le fond grisâtre, facilement saignant, ou laissant s'écouler un liquide purulent.

Le malade alla consulter à Saint-Louis et, malgré un traitement antiseptique local, les phénomènes inflammatoires persistèrent longtemps et la guérison ne fut jamais complète.

Il y a 8 jours P... subit un nouveau traumatisme dans la même région. Il se produisit un nouvel ulcère siégeant environ 3 centimètres plus bas que l'ulcère primitif. Ses bords sont irréguliers, mais très minces et presque au même niveau que le fond qui est rouge.

Les troubles fontionnels sont très accusés, pesanteur dans les jambes, picotements, douleurs vives dans la région de l'ulcère.

Le 18 décembre la résection de la saphène droite est pratiquée. Et notre malade sort le 31 décembre entièrement guéri non seulement de son ulcère, mais encore ne sentant plus aucune douleur ni aucune gêne dans la région de son ulcère primitif, région qui jusqu'alors n'avait pas cessé d'être douloureuse.

OBSERVATION VII. — V... Antoine, 63 ans, sellier, entre, salle Broca, le 12 octobre 1894.

Les varices du membre inférieur, dont le malade est porteur datent, d'après les renseignements qu'il fournit, d'une trentaine d'années. Leur développement s'est effectué progressivement, sans particularités. Parmi les causes on peut signaler les longues marches du malade qui faisait son tour de France.

Les varices du membre gauche ont toujours présenté un développement prédominant.

Il y a 15 ans, apparut la première ulcération variqueuse ; elle se produisit sans traumatisme, à la suite d'un surcroît de fatigue, la profession du malade l'obligeant à la station debout. Cette ulcération, d'abord peu étendue, siégeait au niveau de la malléole externe gauche et en arrière de cette malléole. L'ulcère dura plusieurs mois, puis, sous l'influence du repos, la cicatrisation s'effectua momentanément, la plaie reparaissant dès la moindre fatigue.

Les alternatives plus ou moins régulières se continuent jusqu'en 1893. A cette époque un second ulcère se développe, au niveau de la face interne de la partie inférieure de la jambe gauche, à 1 centimètre environ au-dessus de la malléole. Ces deux ulcères ne paraissent plus avoir de tendance à la guérison. Aussi le malade se décide-t-il à entrer à l'hôpital, le 22 octobre 1894.

A son entrée, on remarque des varices superficielles sur les deux membres, très apparentes, mais surtout à gauche. De ce côté des phlébolithes forment à la face postérieure du mollet plusieurs masses qui se sont développées à la suite d'une chute.

Au niveau des malléoles internes et externes, les deux ulcères déjà signalés dont les dimensions sont considérables (environ une paume de main).

L'insuffisance des valvules de la saphène interne étant des plus manifestes, la résection de la veine est effectuée le 25 octobre.

Six jours après l'opération on note déjà un progrès très sensible dans la cicatrisation. Les limites se sont rapprochées d'un centimètre environ dans le sens vertical; en même temps on remarque quelques îlots épidermiques au milieu des surfaces ulcérées.

Le 5 novembre la cicatrisation est complète et le malade sort de l'hôpital.

Observation VIII. — Julia C..., âgée de 53 ans, entre à l'hôpital de la Pitié, le 10 septembre 1895, pour ulcère variqueux double.

Les ulcères sont apparus pour la première fois il y a dix ans; quand la malade gardait le repos absolu la plaie se cicatrisait, mais la récidive suivait de près la moindre fatigue.

Depuis la ménopause, c'est-à-dire depuis deux ans, l'ulcère persiste et ne paraît plus avoir de tendance à la cicatrisation spontanée.

Notre malade entre donc à l'hôpital, le 10 septembre 1895.

Un premier examen permet de constater la présence, à chaque jambe, d'ulcères, situés l'un et l'autre à la partie inférieure et à la face interne de la jambe. Et même, à droite, l'ulcère fait le tour complet de la jambe.

De plus, on remarque un gros paquet variqueux sur la face interne de la cuisse, formant un relief très sinueux et très volumineux dans la station debout. On sent, à la palpation, une grosse veine à parois très dures, la saphène.

La malade se plaint d'éprouver des picotements et même des douleurs vives, surtout le soir, douleurs qui dans certains cas vont jusqu'à empêcher le sommeil. L'œdème périmalléolaire est fréquent.

L'insuffisance valvulaire est très nette.

A gauche, l'ulcère est un peu moins étendu. Sur la face interne de la cuisse les veines sont dilatées et ont les parois indurées. Des paquets variqueux se dessinent à la partie interne de l'articulation du genou, vers la tubérosité interne du tibia.

Ici, comme à droite, l'insuffisance valvulaire est des plus nettes.

Le 12 novembre la malade se soumet à l'opération.

Une incision en forme de volet à convexité intérieure conduit sur un paquet formé par la réunion de 4 ou 5 cordons superficiels ; la résection de la saphène est pratiquée un peu plus en arrière.

Le 17 novembre, l'état de l'ulcère est sensiblement amélioré : la cicatrisation a gagné environ un centimètre et, de plus, on remarque plusieurs îlots épidermiques sur la surface bourgeonnante.

Le 19 novembre, la même opération est pratiquée sur la jambe gauche.

Le 24 novembre, on enlève le premier pansement et on constate que la plaie marche très nettement vers la cicatrisation. Toutefois, en raison de l'étendue considérable de l'ulcère droit, on cherche à hâter la guérison par des greffes de Thiersch.

Malheureusement l'observation n'a pas été suivie plus longtemps.

Observation IX. — L... Désiré, 44 ans, journalier, entre à
l'hôpital de la Pitié pour un ulcère de la jambe droite.

L'histoire de ce malade est particulièrement intéressante.
Les dilatations variqueuses auraient fait leur apparition dès
l'année 1884. Et même vers cette époque une phlébite qui com-
mença par la partie inférieure de la jambe aurait nécessité un
repos d'un mois.

En 1888 apparut sur la face inférieure de la jambe, un peu
au-dessus de la malléole interne, un ulcère qui, après avoir
guéri et récidivé plusieurs fois, finit par nécessiter en mars 1894
la résection de la saphène interne. La cicatrisation marcha très
rapidement et notre malade sortit guéri de l'hôpital.

C'est ce même malade que nous retrouvons, salle Broca, le
3 janvier 1895. Il est porteur d'un ulcère profond et atone sur
la face interne de la jambe droite, et vient demander l'opération
pour ce côté. Nous constatons en effet que l'ulcère de la jambe
gauche n'a pas récidivé et qu'après 10 mois la cicatrice est
en aussi bon état qu'au moment où le malade est sorti de
l'hôpital.

L'observation n'a pas été suivie plus longtemps.

CONCLUSIONS

I. — Dans l'étiologie des ulcères variqueux, les troubles circulatoires jouent un rôle pour le moins aussi important que les altérations des terminaisons nerveuses.

La nutrition défectueuse des tissus, en rapport avec la stase veineuse et l'obstacle qu'elle crée à la circulation du sang oxygéné dans les capillaires, suffit à expliquer les altérations trophiques de la peau et du tissu cellulaire.

La dilatation de la saphène, et l'insuffisance valvulaire consécutive, est la cause des troubles circulatoires qui ont l'ulcère pour conséquence.

La théorie sanguine doit donc passer au premier rang dans la pathogénie des ulcères variqueux : elle explique le siège particulier de leur apparition, ce que la théorie névritique était impuissante à faire.

II. — L'opération de Trendelenburg, qui a pour effet de supprimer en partie les inconvénients de l'insuffisance valvulaire, se trouve légitimée par l'étude du mécanisme de la circulation dans les membres variqueux avec saphène forcée.

Il faut réséquer un segment étendu de la veine, la ligature simple et la section entre deux ligatures ne suffisant pas.

Ce n'est qu'une opération de petite chirurgie, qu'on fera toujours à la cocaïne.

III. — La cicatrisation des ulcères s'accomplit plus vite après la résection de la saphène, que par le simple repos au lit.

La plupart des observations connues manquent de renseignements précis sur l'avenir des ulcères ainsi traités, mais dans plusieurs cas où les opérés ont été revus, même à longue échéance, la guérison de l'ulcère persistait.

BIBLIOGRAPHIE

.. Sans reproduire ici l'énumération banale des ouvrages classiques qui traitent des varices, des ulcères et de leur traitement chirurgical, pas plus que la liste des travaux antérieurs à celui de Trendelenburg, qu'on trouvera d'ailleurs dans la thèse de Cordebart, nous donnerons seulement l'indication des publications qui ont servi à la rédaction de notre travail:

CORDEBART. — Traitement des varices et de l'ulcère variqueux, etc. *Thèse,* Paris, 1893, n° 219.

Pierre DELBET. — Leçon clinique, *Semaine médicale,* 1897, p. 272.

QUÉNU. — Rapport sur une observation de M. Cerné, etc., *Bull. de la Soc. de chir.,* 1891, p. 698 et 728.

RÉMY. — Traitement des varices et des ulcères variqueux. *VIe Congrès français de chir.,* 22 avril 1892.

RIOLACCI. — Quelques considérations sur le traitement des varices et les ulcères, etc., *La Loire médicale,* 1897, p. 169.

SCHWARTZ. — *Bulletin de la Société de chir.,* 1888. — TRENDELENBURG. — *Beiträge zür klin. chirurgie,* t. VII, 1890.